AF322175

EN FAVEUR DE L'ASPIRATION

DANS LE

TRAITEMENT DES BUBONS SUPPURÉS

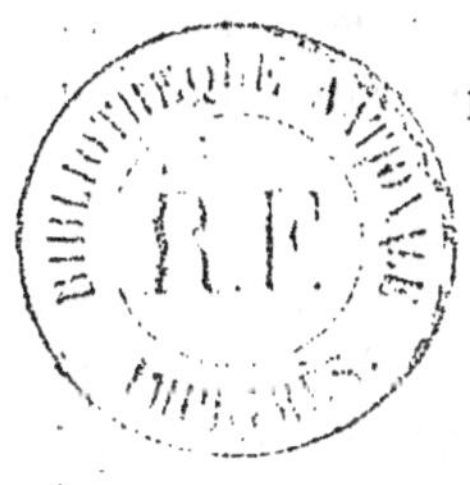

Par le Dr **L. LE PILEUR**,

Médecin de Saint-Lazare.

Lorsqu'en 1874, je publiai un mémoire sur cette question, je l'avais terminé par les conclusions suivantes :

1° La méthode de l'aspiration peut s'employer dans les adénites inguinales toutes les fois que ces adénites se compliquent d'abcès phlegmoneux ;

2° Elle abrège la durée du traitement ;

3° S'il ne survient pas d'accidents indépendants de la méthode, l'opération ne laisse pas de cicatrice (1).

Ces conclusions et le reste du mémoire inspirèrent à la critique quelques objections dont voici les principales :

1° Cette méthode pouvait-elle s'appliquer indifféremment aux bubons chancreux et aux bubons non chancreux ?

2° Quels avantages offrait-elle, dans le cas où on avait affaire à un bubon chancreux ? ou même n'était-il pas supposable que les avantages fussent nuls en présence d'un bubon à pus virulent ?

(1) Étude sur le traitement de certaines adénites inguinales par la méthode de l'aspiration (Delahaye, 1874).

3° De plus et quoique le doute n'ait jamais été émis, il était aisé de voir que les résultats extraordinaires, comme brièveté de traitement, fournis par ma statistique, n'avaient pas amené la conviction dans l'esprit des lecteurs.

Pourquoi suis-je resté si longtemps sans répondre, sans publier de nouveaux faits, et sans dégager ainsi cette méthode des soupçons d'infidélité qui semblaient planer sur elle ? Ce n'est pas que je la considère comme trop peu importante ; loin de là, je crois au contraire que la pratique de ville ne peut en tirer que d'heureux résultats. De plus, le médecin ayant le devoir de chercher avant tout, à guérir vite et bien, un procédé qui réunit ces deux conditions, est toujours intéressant ; mais c'est que, jusqu'à l'année dernière, je n'avais pas pu étendre mon champ d'étude au delà de Saint-Lazare. Scientifiquement, ce champ est aussi riche qu'aucun autre ; mais la pratique nosocomiale y rencontre un grand inconvénient, c'est d'être absolument fermée à tout médecin étranger à la maison. Les observations qu'on y recueille ne sont donc plus des faits hospitaliers dans la large acception du mot, c'est-à-dire contrôlés ou contrôlables par le public, mais bien des faits comparables à la clinique de ville ; tout se passe entre le chef de service et l'interne, hors de là point d'échange, point de communication possible.

Répondre à des faits plus ou moins incriminés par des faits puisés à la même source et par conséquent, entachés des mêmes défauts me semblait donc parfaitement inutile ; ce qu'il me fallait, ce que j'ai trouvé, c'était des observations incontestables, prises devant tout le monde, et par cela même ne laissant pas de place au doute.

J'ai hâte de dire que si je puis aujourd'hui publier ce petit travail, dont les éléments auront sur leurs précédents l'avantage d'avoir été observés par un public toujours nombreux, je le dois à l'extrême obligeance de mon excellent maître, M. le professeur A. Fournier qui m'a gracieusement donné carte blanche sur toutes les adénites que je pourrais rencontrer dans son service de l'hôpital Saint-Louis.

Les observations qui vont suivre sont donc toutes prises dans cet hôpital, et le lecteur pourra juger lui-même de la vérité des conclusions que j'avais posées il y a six ans.

Pour ce qui est des deux premières objections, celles qui sont relatives aux bubons chancreux, j'y répondrai plus longuement à la fin de ce travail ; mes arguments, appuyés sur des faits que le lecteur aura pu suivre jour par jour, n'auront que plus de valeur et plus de clarté, mais je dois dire de suite :

1° Que les adénites chancreuses, n'ayant, dans l'état actuel de la science, aucun caractère objectif qui puisse permettre de les différencier des adénites simples, que celles-ci ne pouvant être certainement distinguées des premières que par la seule inoculation, toutes les méthodes qui ont pour but *l'évacuation du pus* sont *en apparence* dans des conditions égales d'infériorité quand il s'agit d'un bubon virulent, puisqu'elles font une plaie qui deviendra toujours chancreuse. Pourquoi donc l'aspiration ne pourrait-elle pas s'appliquer indifféremment comme les incisions prématurées, les ponctions multiples, etc., aux bubons chancreux et aux bubons non chancreux ?

2° Que, si à première vue les avantages de cette méthode sont contestables en présence d'un bubon à pus virulent, on peut toujours admettre, à mon avis, en attendant que je démontre la supériorité de l'aspiration, que cette méthode n'est pas inférieure aux autres, puisque la plaie qu'elle produit est infiniment petite et par conséquent ne produira selon toute probabilité qu'un petit chancre.

Observation I. O... Louis, 23 ans, feuillagiste, entre à la salle Saint-Louis, n° 34, le 22 février 1879 pour des chancres mous.

Comme antécédents, ce malade a eu en 1865 une blennorrhagie suivie d'orchite et en 1878, au mois de janvier, un chancre infectant suivi d'accidents secondaires pour lesquels il a été soigné dans le même hôpital et dans le même service.

Le malade ne peut donner de renseignements certains sur la femme qui l'a infecté et sur l'époque de la contagion. Tout ce qu'il peut dire, c'est que le 15 février dernier, il y a 7 jours, il a aperçu à la face interne et antérieure du prépuce cinq petites ulcérations. Presque en même temps survint dans les deux aines un gonflement qui ne tarda pas à devenir extrêmement douloureux.

27 février. Etat actuel. Sur le prépuce, à l'endroit précité, cinq chancres mous, dont deux son déjà réunis en un seul, ils sont très douloureux, mais ne paraissent pas devoir s'étendre beaucoup, leur aspect jaune à bords taillés à pic, ne permet aucun doute sur leur nature. A gauche, adénite volumineuse et très douloureuse, mais encore très dure. A droite l'adénite est bien fluctuante, la peau est rouge et tendue. On fait la ponction sur le point le plus déclive avec le trocart de Castiaux n° 4 et on obtient 15 centimètres cubes de pus bien lié. On introduit une mèche dans la petite plaie. Cataplasmes sur la région.

28 *février*. En retirant la mèche il s'écoule en abondance un pus sanguinolent.

1er *mars*. Écoulement beaucoup moins abondant.

3 *mars*. Il ne sort plus de pus, à peine une goutte de sérosité paraît-elle en pressant; on ne met plus de mèche.

5 *mars*. Orifice de la ponction complètement fermé. Pas de décollement, état presque normal du pli de l'aine.

8 *mars*. L'adénite gauche ne s'est pas développée, au contraire, elle a si bien diminué de volume que probablement elle ne suppurera pas. Les chancres traités énergiquement sont cicatrisés. Le malade sort de l'hôpital.

Résumé de l'observation. Chancres mous du prépuce chez un syphilitique. Adénite double. La droite seule suppure. Ponction 12 jours après le début. Guérison 6 jours après l'opération, 18 jours après le début. Pas de compression.

Observation II. B... Nicolas, 27 ans, taillandier, entre á la salle Saint-Louis, n° 25, le 22 février 1877, pour une adénite inguinale droite.

Antécédents. Trois blennorrhagies antérieures. Le 7 février, coït suspect; 15 février, apparition de petites ulcérations dans le sillon balano-préputial. Le lendemain gonflement de la région inguinale droite.

Etat actuel, 24 *février*. Cinq chancres mous dans le sillon balano-préputial. Adénite volumineuse et déjà fluctuante, mais pas assez cependant pour être ponctionnée. Cataplasmes en permanence.

4 *mars*. Le phlegmon est bien franc, on ponctionne avec le trocart n° 4 et ont obtient 25 centimètres cubes de pus très épais, bien lié et se coagulant en masse dans l'eau. On introduit une petite mèche, et on continue les cataplasmes.

5 *mars*. En retirant la mèche, écoulement de 15 centimètres cubes de pus mêlé de sang. Même pansement.

6 *mars*. Sécrétion beaucoup moins abondante.

7 *mars*. La poche fait légèrement soufflet. Compression avec un tampon d'ouate placé au-dessus de l'ouverture et maintenu par un spica.

8 *mars*. Il ne sort plus qu'un peu de sérosité. Même pansement.

10 *mars*. L'ouverture est fermée. On fait encore un peu de compression.

11 *mars*. Guérison de l'adénite. Les chancres vont mieux.

15 *mars*. Exeat.

Résumé de l'observation. Chancres mous survenus 7 jours après un coït infectant, guéris 28 jours après leur début. Adénite suppurée consécutive, à droite, ponctionnée 12 jours après le début; guérie 7 jours après l'opération, 18 jours après son début. Compression.

Observation III. B... Paul, domestique, 18 ans 1/2, entre à la salle Saint-Louis, n° 37, pour des chancres mous de la verge, le 8 février 1879.

Dans les *antécédents* aucune affection vénérienne antérieure.

Ce fut au commencement de janvier que le malade observa à la verge, dans le sillon balano-préputial, des petits boutons blancs qui ne tardèrent pas à s'ulcérer. Le malade ne les soigna pas, mais au bout d'un mois, effrayé par un bubon qui lui vint à l'aine, il se décida à consulter un médecin qui prescrivit des lotions avec du vin aromatique.

Pas de renseignements sur l'incubation des chancres, le malade voyant tous les jours la femme qui l'a infecté.

Etat actuel, 8 février. Adolescent, pâle, maigre et d'apparence chétive, le père est mort phtisique. Dans le sillon balano-préputial, six chancres mous qui paraissent être à la période d'état. Dans l'aine droite, petite adénite, dure et très douloureuse; la peau n'est ni rouge ni tendue.

10 mars. L'adénite qui est demeurée longtemps stationnaire, est devenue fluctuante depuis quelques jours. Elle offre une partie où la peau est très amincie. On fait la ponction qui donne 6 centimètres cubes d'un pus mal lié et séreux. Mèche et cataplasme.

12 mars. L'ouverture faite par le trocart s'est légèrement ulcérée.

14 mars. La petite plaie augmente d'étendue, c'est probablement à un bubon chancreux qu'on a affaire. La mèche est supprimée.

17 mars. Inoculation au bras gauche avec le pus de l'adénite.

19 mars. La première inoculation paraissant douteuse, on en fait une seconde au bras droit. La plaie du bubon a encore progressé et il y a un peu de décollement dans le sens du pli de l'aine. Compression.

22 mars. Destruction des deux inoculations qui sont positives. Quoique la plaie du bubon ait diminué d'étendue on la panse à plat avec une solution d'azotate d'argent au trentième.

24 mars. Il n'y a presque plus de décollement.

1er avril. Exeat.

Résumé de l'observation. Six chancres mous du sillon balano-préputial, guéris trois mois environ après leur début. *Bubon chancreux* (inoc. positive) entré en suppuration 40 jours au moins après son début. Guérison de l'adénite 20 jours après la ponction, malgré un peu de décollement, et 60 jours après le début.

Observation IV. T... Aimé, tapissier, 38 ans, entre à la salle Saint-Louis n° 34, le 15 mars 1879 pour des ulcérations à la verge.

Antécédents. Syphilis pour laquelle le malade a été soigné à diverses reprises à Saint-Louis, dans le même service. Derniers rapports sexuels le 16 février. Début des accidents actuels le 20 février.

Etat actuel, 15 mars. Ulcérations multiples au bord libre du prépuce, qui est tellement œdématié qu'on ne peut découvrir le gland. Le fond de ces ulcérations est jaune et leurs bords sont assez nets, plusieurs sont confluentes ; de plus il y a une adénite peu importante et peu douloureuse à droite, mais l'ensemble des caractères, la durée des accidents (23 jours) sans qu'il y ait eu grande augmentation, les antécédents syphilitiques enfin, font penser à une syphilide ulcéreuse.

17 mars. Inoculation au bras gauche avec le pus des ulcérations préputiales. Le lendemain l'inoculation paraît devoir être négative.

20 mars. L'inoculation est positive. L'adénite prend du développement, et les chancres malgré un traitement énergique suivent une marche progressive.

31 mars. L'adénite est devenue considérable, elle est fluctuante, elle s'étend jusqu'au niveau du canal crural, où s'observe le maximum de fluctuation. On ponctionne en ce point même avec le trocart n° 4. On obtient 18 centimètres cubes de pus bien lié, mais fortement mêlé de sang. La peau revient complètement sur elle-même sous l'influence de l'aspiration, et on sent parfaitement sous elle les ganglions durs, mais peu volumineux et très doulouloureux. Mèches et cataplasmes.

1er *avril*. Il sort une grande quantité de pus mêlé à beaucoup de sang, en somme presque autant de liquide que la veille.

4 *avril*. Même état. Toujours grande abondance de liquide. Induration très grande des tissus autour de l'ouverture, qui est assez béante pour qu'on n'y mette plus de mèche.

19 *avril*. L'ouverture de la ponction s'est agrandie depuis quelques jours à un point tel qu'on pourrait maintenant y introduire le petit doigt. Inoculation au bras gauche avec le pus de l'adénite.

21 *avril*. Inoculation positive. Continuation des cataplasmes.

4 *mai*. Le prépuce cicatrisé laisse voir le gland, dont la face dorsale est encore envahie par deux chancres mous en voie de réparation. La plaie de l'adénite est toujours béante, mais l'induration du pourtour est nulle, et *il n'y a pas de décollement*. A la sérosité qui s'écoule de la plaie, se joignent d'énormes grumeaux de pus mêlés de tissu cellulaire. C'est probablement le résultat de la fonte d'un ganglion. Injection, 3 fois par jour, d'une solution d'azotate d'argent.

9 *mai*. L'ouverture de l'adénite est considérablement rétrécie.

20 *mai*. Il n'y a plus à l'aine qu'une plaie simple, mais atonique. La pression ne fait plus sortir de liquide, et ne détermine plus de douleur dans la région inguinale. Pansement à l'iodoforme.

10 *juin*. Cicatrisation complète de l'adénite. *La cicatrice est semblable à celle qu'aurait laissé un gros furoncle*. Les chancres sont complètement guéris depuis quelques jours. Exeat.

Résumé de l'observation. Chancres mous multiples du gland et du prépuce chez un syphilitique. Durée de l'incubation, 4 jours. Cicatrisation des chancres 100 jours après leur début. — *Bubon chancreux* (inoculation positive) suppurant tardivement, 39 jours après le début des chancres. — Cicatrisation de l'ouverture de l'adénite 71 jours après la ponction.

Observation V. D..., peintre en décors, 22 ans, entre à la salle Saint-Louis, n° 25, le 15 mars 1879, pour une adénite volumineuse.

Antécédents. Pas de maladies vénériennes antérieures. Le 15 février dernier, cinq jours après un coït suspect, est survenu sur la couronne du gland, près du frein, un petit bouton que le malade compare à ceux qui viennent à la figure (acné ou herpès ?). Six ou huit jours après, 21 ou 23 février, le bouton s'ouvrit et il en sortit une goutte de liquide visqueux. Depuis le début de l'accident le malade n'avait pas vu de femme et n'en revit pas plus tard. Il brûla énergiquement, ce jour-là même, le petit bobo avec un crayon de nitrate d'argent, et le lendemain pansa la plaie avec du vin aromatique et du cold cream ; celle-ci se cicatrisa le 12 mars, 17 jours environ après la cautérisation.

État actuel, 17 *mars*. Cicatrice encore rouge de l'ulcération détruite par le nitrate d'argent. Adénite très douloureuse et volumineuse (0,09 c. sur 0,05 c.) dans l'aine gauche. Elle aurait commencé 8 ou 10 jours après le coït infectant, 4 jours après le chancre, vers le 19 ou le 20 février par conséquent. Le malade a beaucoup marché, ce qui explique l'intensité de la lésion.

18 mars. Fluctuation franche. Ponction avec le trocart n° 4 au point le plus déclive et de dedans en dehors. Après avoir pénétré dans une première poche que l'on vide, le trocart est arrêté par une cloison derrière laquelle il y a du pus, comme le fait reconnaître le palper. Au lieu de faire extérieurement une seconde ouverture, on perce la cloison avec le trocart et on pénètre dans cette seconde cavité. On obtient ainsi 15 centimètres cubes de pus bien lié et très épais. On introduit une mèche qui pénètre jusqu'au fond de la seconde cavité. Cataplasme sur la région.

19 mars. Issue abondante de pus.

22 mars. Décollement assez fort. Compression légère.

23 mars. Le malade a eu de la fièvre toute la nuit. On cesse la compression et on revient aux cataplasmes, en continuant l'usage de la mèche. La peau de toute la région est rouge-violet, amincie, et on peut craindre qu'elle ne s'ulcère.

2 avril. La peau a repris en partie sa coloration normale, et la plaie de la ponction ne fournit plus que peu de liquide ; mais la peau qui recouvre la poche supérieure et externe, celle qui a été ouverte sous-cutanément, est en deux ou trois points tellement amincie qu'elle s'ulcérera certainement.

8 avril. Trois ouvertures se sont faites comme on le craignait. Inoculation au bras gauche avec le pus de ce foyer et du foyer inférieur.

9 avril. Inoculations positives. Les trois ouvertures n'en forment plus qu'une seule et la peau est largement ulcérée. *L'ouverture faite par le trocart s'est en revanche, peu augmentée* et ne secrète presque plus.

11 avril. L'ulcération chancreuse mesure maintenant 5 millimètres sur 1 centimètre. Elle ne paraît pas devoir beaucoup s'étendre, grâce au pansement au nitrate d'argent employé dès le début de l'ulcération.

16 avril. Amélioration.

21 avril. Les deux poches ne communiquent plus. Celle qui a été ouverte avec l'instrument est tarie et l'ouverture est cicatrisée.

23 avril. L'ulcère chancreux se répare de plus en plus.

26 avril. Guérison complète. Exeat.

Résumé de l'observation. Chancre mou unique de la couronne du gland. Incubation de 5 jours. Destruction du chancre par le nitrate d'argent. Cicatrisation 25 jours après son début. Adénite suppurée gauche, biloculaire, survenue 4 jours après le chancre. Ponction 26 jours après le début. Bubon chancreux (inoc. positive) s'ouvrant d'autre part et spontanément 16 jours après la ponction, 42 jours après le début. Guérison de l'adénite chancreuse ponctionnée, 34 jours après la ponction, 60 jours après le début. Guérison de l'adénite chancreuse ouverte spontanément, 23 jours après qu'elle s'est ulcérée, 65 jours après le début des accidents. La cicatrice laissée par le trocart est presque invisible.

Observation VI. C... Augustine, 21 ans, couturière, entre à la salle Saint-Thomas, n° 35, le 29 mars 1879, pour des chancres mous et une adénite inguinale.

Antécédents. Pas de maladie vénérienne antérieure ; est sujette à des éruptions d'herpès vulvaire. Nul renseignement sur la contagion. Le 8 mars, apparition à l'anus d'abord, et plus tard à la vulve, de boutons qui se sont ulcérés presque de suite, malgré les soins et les précautions de la malade.

Les chancres ont pullulé, et le 15 mars une adénite douloureuse, devenant rapidement considérable, a paru dans l'aine gauche.

État actuel, 31 *mars*. 13 chancres mous, 7 au pourtour de l'anus, six autres répartis sur les grandes et les petites lèvres. Adénite volumineuse (0,12 c. sur 0,07 c.) et douloureuse, dans la région inguinale gauche.

4 avril. Ponction avec le trocart n° 4. On obtient 12 centimètres cubes de pus bien lié, mais venant difficilement. Mèche et cataplasmes.

10 avril. Décollement considérable. La ponction a été faite un peu trop tôt, car les tissus ne sont pas revenus sur eux-mêmes après la ponction, ce qui prouve que le pus n'était pas bien collecté. L'induration des ganglions est assez forte depuis deux jours.

14 avril. Compression assez énergique.

18 avril. Il n'y a plus de décollement, on cesse la compression pour reprendre les cataplasmes.

21 avril. L'engorgement ganglionnaire qui avait persisté assez longtemps, est notablement diminué, l'empâtement et la dureté des tissus ont cédé. Il sort à peine une goutte de liquide par l'ouverture de la ponction.

23 avril. Cicatrisation complète. Les chancres de la vulve sont guéris, ceux de l'anus en pleine réparation.

26 avril. Exeat.

Résumé de l'observation. 13 chancres mous, tant à l'anus qu'à la vulve, par contagion directe et probablement répétée, ceux de l'anus ayant débuté les premiers. Guérison de tous les chancres, 49 jours après leur début. Adénite suppurée à gauche, paraissant 7 jours après les chancres. Ponction de l'adénite, 20 jours après son début. Guérison, 19 jours après la ponction, malgré le décollement, 39 jours après le début.

Observation VII. L... Léon, 26 ans cuisinier, entre à la salle Saint-Louis, n° 24, le 10 mai 1879, pour une blennorrhagie et une adénite inguinale.

Antécédents. Ce malade a été soigné dans le même service, en mars dernier, pour une syphilide cutanée.

État actuel, 12 *mai*. Blennorrhagie de moyenne intensité à la période d'état. Syphilide anale papulo-érosive. Adénite fluctuante de la région inguinale droite, probablement déterminée par les syphilides de l'anus que la marche a irritées. Pas de renseignements positifs sur le début de ces accidents qui ne doivent pas remonter plus loin que le commencement du mois.

16 mai. Ponction de l'adénite. 12 centimètres cubes de pus très épais et bien lié, se prenant en masse au fond de l'eau. Mèche et cataplasmes. Les tisus sont complètement revenus sur eux-mêmes.

17 mai. Issue abondante de pus. Même pansement.

18 mai. Beaucoup moins de pus.

19 mai. Presque plus de sécrétion, compression légère.

20 mai. On supprime la mèche en continuant la compression.

21 mai. Cicatrisation de l'ouverture.

31 mai. Les syphilides sont guéries. La blennorrhagie dure encore. Exeat.

Résumé de l'observation. Adénite droite consécutive à des érosions anales, d'origine syphilitique. Ponction de l'adénite 16 jours environ après son début. Guérison 5 jours après la ponction, 21 jours environ après le début. Compression.

Observation VIII. P... Amand, 20 ans, ciseleur, entre à la salle Saint-Louis, n° 38, le 15 octobre 1879, pour des chancres mous et une adénite inguinale.

Antécédents. Pas de maladie vénérienne antérieure. Pas de renseignements sur la contagion. Au commencement d'octobre, apparition d'une ulcération sur le bord libre du prépuce à droite. Presque en même temps, douleur dans la région inguinale du même côté ; 8 ou 10 jours après, apparition d'une ulcération semblable à la première sur le bord libre du prépuce à gauche.

Etat actuel, 27 *octobre.* Les deux ulcérations (chancres mous) sont peu développées ; elles sont saillantes (ulcus elevatum), parallèles, et suintent légèrement. Le prépuce recouvre le gland de façon à expliquer l'auto-contagion. Adénite volumineuse et bien fluctuante à droite.

28 *octobre.* Ponction de l'adénite. On obtient 18 centimètres cubes de pus épais, bien lié, se prenant en masse dans l'eau. Mèche et cataplasmes.

28 *octobre.* Pus mêlé fortement de sang.

3 *novembre.* Presque plus de sécrétion. Compression légère.

7 *novembre.* On supprime la mèche.

8 *novembre.* L'ouverture n'est pas complètement fermée, mais le sera dans un jour ou deux. La pression ne fait plus sortir une seule goutte de liquide. Les chancres ne sont pas tout à fait guéris, mais en bonne voie de réparation. Le malade sort sur sa demande.

Résumé de l'observation. Deux chancres mous du bord libre du prépuce, l'un par contagion directe, l'autre par auto-contagion. Adénite inguinale droite suppurée. Ponction 25 jours après le début. Guérison 13 jours après la ponction, 38 jours après le début. Compression.

Observation IX. C... Juliette, 23 ans, couturière, entre à la salle Saint-Thomas, n° 36, le 25 octobre 1879, pour une adénite inguinale droite.

Antécédents. Pas de maladie vénérienne antérieure. Il y a un mois que cette femme, brune, pâle, lymphatique, a observé pour la première fois une grosseur dans l'aine droite ; la douleur survenant et la gêne dans les mouvements augmentant de plus en plus, elle s'est décidée à entrer à l'hôpital.

État actuel, 27 *octobre.* Rien à la vulve, rien au vagin, rien au col. La jambe et le pied droits ne portent aucune trace d'écorchure. Il est probable que l'adénite s'est produite sous l'influence des mouvements répétés de la machine à coudre.

28 *octobre.* La fluctuation bien manifeste ne permet pas d'attendre. Ponction qui donne 16 grammes de pus bien lié. Mèche et cataplasmes. Les tissus sont bien revenus sur eux-mêmes, et les ganglions qu'on sent alors sous la peau ont un volume assez considérable. Peu de sécrétion les jours suivants.

31 *octobre.* Gonflement considérable et empâtement de toute la région. Les mèches sont toujours enlevées par maladresse, le soir, en changeant le cataplasme.

4 *novembre.* Compression avec mèche.

5 *novembre.* Évacuation abondante de pus ; c'est probablement une deuxième poche qui s'est ouverte. Le gonflement et la rougeur des parties ont diminué. Compression sans mèche.

6 *novembre.* Presque plus de sécrétion, plus de décollement. Même traitement.

18 *novembre*. Il y a toujours une légère sécrétion de sérosité transparente.

22 *novembre*. Injection de teinture d'iode.

20 *décembre*. L'état de la malade s'améliore mais lentement. Depuis son entrée à l'hôpital elle prend de l'huile de morue, mais ne veut pas garder le lit et il y a un mois au moins qu'elle va et vient dans les salles.

Injection d'az. d'argent 1/30.

27 *décembre*. Guérison. Exeat.

Résumé de l'observation. Adénite droite suppurée, déterminée probablement par l'emploi de la machine à coudre chez une lymphatique. Ponction 30 jours environ après le début. Guérison lente, tant à cause du peu de soin que la malade prend d'elle-même que par suite de la nature de l'affection. Cependant guérison, avec une cicatrice insignifiante 64 jours après la ponction, trois mois environ après le début de la maladie.

Observation X. L..... Eugénie, 23 ans, demoiselle de magasin, entre à la salle Saint-Thomas, n° 38, le 20 décembre 1879.

Antécédents. Réglée à 12 ans 1/2. À 18 ans a fait une fausse couche de cinq mois 1/2. Bonne santé habituelle, pas de maladie vénérienne antérieure, femme petite, brune, sans antécédents de scrofules. Vers la fin de novembre, il lui est survenu à la base de la grande lèvre droite un *gros bouton* qui a suppuré et qu'elle a soigné avec de l'eau blanche. Ce bouton mit plus de trois semaines à guérir. Tout à coup, vers le 12 décembre elle a senti dans l'aine droite une grosseur accompagnée de gêne d'abord et de douleur ensuite. Cet accident a pris rapidement, sous l'influence de la station debout et de la marche, des proportions telles que la malade est venue se faire admettre à Saint-Louis.

État actuel, 22 *décembre*. Les organes génitaux ne présentent aucune écorchure, aucune plaie, le vagin et le col de l'utérus sont sains, il en est de même de l'anus; on voit seulement, à la base de la grande lèvre droite, une cicatrice de la dimension d'une pièce de 50 centimes et qui est la seule trace de l'accident rapporté plus haut. Dans l'aine droite, adénite volumineuse et très douloureuse, fluctuation manifeste peau, commençant à rougir.

24 *décembre*. Ponction, 20 centimètres cubes de pus bien lié. Mèche et compression.

26 *décembre*. Il sort encore une bonne cuillerée à café de pus. Même pansement.

28 *décembre*. Moins de pus, mais, quoique la poche fasse soufflet, on ne fait plus de compression, à cause de l'état des tissus qui sont un peu enflammés. Mèche et cataplasmes.

31 *décembre*. Presque plus de sécrétion.

3 *janvier* 1880. À peine un peu de sérosité. La peau a repris sa coloration normale. Le décollement a diminué. Compression méthodique.

5 *janvier*. Plus de sécrétion. On supprime la mèche en maintenant la compression.

6 *janvier*. L'ouverture est fermée. On sent sous le doigt les ganglions de l'aine gros et durs, mais l'adénite est guérie et la malade sort de l'hôpital.

Résumé de l'observation. Adénite droite suppurée, consécutive à une folliculite chancreuse ou à un gros furoncle de la grande lèvre du même côté. Ponction de l'adénite 12 jours après son début. Cicatrisation et guérison 13 jours après l'opération, 25 jours après le début de l'affection.

Observation XI. M.... Henri, 21 ans, garçon de salle, vient à la consultation pour une adénite de la région sous-maxillaire gauche. Pas de mauvaise dent pour l'expliquer et d'ailleurs, la tumeur ayant mis près de deux mois à se développer, on ne peut en rendre responsable que la constitution strumeuse du sujet.

5 *février* 1880. Ponction qui donne 8 centimètres cubes de pus mal lié. Mèche et cataplasmes.

Le malade revient tous les jours ou tous les deux jours se faire panser à l'hôpital et, en retirant la mèche, on obtient toujours un écoulement assez abondant de sérosité.

19 *février*. Le malade n'est pas venu depuis quatre jours et pendant ce temps l'ouverture s'est fermée. On la rétablit avec un stylet et en pressant pour amener l'évacuation de la poche, on fait sortir gros comme une noisette de grumeaux jaunâtres (pus caséeux) mêlés à du liquide séreux. C'est le ganglion qui a déterminé l'inflammation circonvoisine et qui s'expulse ainsi par une fonte complète. Pansement légèrement compressif après avoir exprimé tout ce que pouvait contenir la petite poche.

24 *février*. La cicatrisation est complète et ne laissera aucune trace.

Résumé de l'observation. Adénite monoganglionnaire strumeuse de la région sous-maxillaire gauche. Ponction 2 mois après le début. Fonte et évacuation du ganglion malade. Guérison 19 jours après la ponction, moins de 3 mois après le début.

Observation XII. L.... Alphonse, 21 ans, garçon marchand de vin. Ce malade, sans antécédents vénériens, entre à la salle Saint-Louis, n° 32, le 7 février 1880, pour une éruption d'ecthyma très forte (consécutive à une gale intense) qu'il a, dit-il, depuis le 15 janvier, et pour deux bubons inguinaux qui sont survenus à la fin de janvier en s'accompagnant dès le début d'une douleur vive.

État actuel, 9 *février*. Garçon pâle, lymphatique. Il porte, notamment, à la face dorsale de la verge, au bord libre du prépuce, au pubis, d'énormes pustules d'ecthyma, recouvertes de croûtes épaisses et suintantes. On observe de nombreux sillons de gale, non seulement à la verge, mais sur d'autres points du corps, cependant c'est cet organe qui est le plus gravement affecté. Les plaies de la verge, continuellement frottées par le vêtement, ont déterminé une lymphangite qui a produit deux bubons inguinaux, l'un à droite, l'autre à gauche. Celui de droite est fluctuant, le gauche encore dur. Le malade est soumis immédiatement au traitement de la gale et de larges cataplasmes sont appliqués sur les cuisses et sur la verge.

13 *février*. Ponction de l'adénite droite, 12 centimètres cubes de pus bien lié; mèche et cataplasmes.

16 *février*. Issue assez abondante de pus sanguinolent. L'adénite gauche prend un grand développement. Malgré les cataplasmes et le repos, il y a beaucoup de rougeur et de douleur, mais pas de fluctuation.

17 *février*. Presque plus de pus à droite, mais ce pus est toujours sanguinolent. Légère fluctuation à gauche.

18 *février*. Le bubon droit semble guéri, il ne sécrète plus et on retire la mèche. Le bubon gauche est tellement douloureux que le malade, d'ailleurs très pusillanime, n'a pas dormi depuis trois nuits.

19 *février.* Ponction du bubon gauche. 10 centimètres cubes de pus si épais qu'il coule difficilement par la canule. Mèche et cataplasmes.

26 *février.* Une inflammation secondaire se produit dans le bubon droit. On introduit un stylet dans l'ancienne ouverture et on provoque ainsi l'issue d'une cuillerée à café de sérosité. Mèche et compression pour les deux bubons.

27 *février.* Le bubon gauche est guéri.

1er *mars.* La pression ne fait plus sortir une goutte de liquide à droite. Les deux bubons sont guéris et le malade reste à l'hôpital pour son ecthyma.

6 *mars.* Exeat.

Résumé de l'observation. Adénite inguinale double (droite et gauche), consécutive à un ecthyma de la verge, suite de gale. Ponction de l'adénite droite 13 jours après son début ; guérison 16 jours après la ponction, 29 jours après le début. Ponction de l'adénite gauche 19 jours après son début ; guérison 8 jours après la ponction, 27 jours après le début.

Le malade revu un mois plus tard ne portait pas trace de ses deux bubons.

Observation XIII. K... Nicolas, 19 ans, facteur de pianos, entre à la salle Saint-Louis, n° 26, le 14 février 1880, pour des chancres mous et un bubon en voie de suppuration.

Antécédents. A eu, en mai 1879, un chancre infectant de la verge, pour lequel il a été soigné à l'hôpital du Midi. Il y a fait un séjour de trois mois pendant lesquels la syphilis a suivi son évolution. Depuis cette époque, le malade s'est abstenu de femmes jusqu'en janvier 1880. Le 15 janvier, 8 jours après le coït, survint de la douleur à la verge, au niveau du frein, en même temps qu'un gonflement assez considérable du prépuce. Dans les premiers jours de février, début d'un bubon à gauche ; celui-ci prend une marche assez rapide et le malade vient demander son admission à l'hôpital.

État actuel, 16 *février.* Le prépuce recouvre le gland de façon qu'on ne peut voir les accidents (chancres mous probablement) qui sont situés dans la région du frein, et qu'on sent très bien à travers les tissus. L'adénite, très douloureuse n'a qu'un volume moyen, la fluctuation est manifeste, mais les tissus sont encore résistants.

17 *février.* Ponction qui donne 13 centimètres cubes de pus bien lié, avec lequel on fait une inoculation au bras gauche. Mèche et cataplasme pour pansement du bubon,

19 *février.* L'inoculation est douteuse. Le pus sort en assez grande quantité de l'adénite quand on retire la mèche le matin.

22 *février.* L'inoculation est décidément positive ; on la détruit. Il s'est produit depuis hier une ouverture spontanée du bubon, dans un point opposé à celui de la ponction qui, comme toujours, est au point le plus déclive. Cette ouverture se trouve donc en haut et en dehors.

26 *février.* L'ouverture faite par le trocart s'ulcère. On cesse l'emploi de la mèche et on prescrit des injections dans la plaie avec la solution de nitrate d'argent 1/30.

27 *février.* Une nouvelle ouverture se fait à côté de l'ouverture chirurgicale.

7 *mars.* 3e ouverture spontanée mais à peine visible. A partir de cette époque, l'ouverture chirurgicale, agrandie par les deux ouvertures spontanées qui sont venues se confondre avec elle, permet plus facilement l'introduction de la seringue ; les injections se font mieux et le bubon chancreux suit son

évolution. L'ouverture supérieure a toujours été insignifiante et l'ouverture du trocart, en se réunissant aux deux autres, n'a jamais dépassé la dimension d'une lentille.

10 *mars*. On peut découvrir le gland et on voit alors, tant à sa base que sur le frein et à la face interne correspondante du prépuce, 3 chancres mous en pleine réparation.

25 *mars*. Le bubon chancreux est complètement guéri.

3 *avril*. Les chancres sont guéris. Exeat.

Résumé de l'observation. Trois chancres mous du frein, du prépuce et du gland, survenus huit jours au plus après le coït infectant (le malade peu soigneux de lui-même ne s'est aperçu de son mal que lorsqu'il a eu un commencement de phimosis, mais le ou les chancres devaient exister depuis quelques jours déjà); début du bubon 15 à 20 jours après les chancres. Bubon chancreux, inoculation positive mais lente; le chancre qu'elle produit ne se manifeste que le 6e jour. Ponction du bubon 15 jours après son début, 3 autres ouvertures spontanées et successives. Guérison, avec cicatrices insignifiantes, 36 jours après la ponction, 51 jours après le début, 9 jours avant la guérison complète des chancres.

Observation XIV. C... Michel, 51 ans, cuisinier, entre à Saint-Louis, salle Saint-Léon, n° 26, service de M. le Dr Bésnier, le 1er mars 1880.

Antécédents. Bonne santé, bonne constitution apparente, n'a pas d'autres antécédents vénériens qu'une orchite blennorrhagique il y a six ans.

Le malade raconte que vers le 15 février, huit jours après un coït extraconjugal, il vit apparaître à la verge le *bouton* qui l'amène ici.

Deux jours plus tard, s'étant heurté fortement la région inguinale gauche contre une table, il se forma en ce point une grosseur qui ne tarda pas à devenir tellement douloureuse qu'il entra à l'hôpital. Sauf les soins de propreté, le malade ne fit aucun traitement.

État actuel, 2 mars. Dans le sillon balano-préputial à gauche, on voit un chancre mou, suintant peu, à fond jaune, en voie de réparation, et, sur les replis terminaux du prépuce, une légère excoriation linéaire provenant d'une auto-inoculation naturelle. Dans l'aine gauche, adénite assez considérable, mais, quoiqu'elle soit fluctuante, les tissus qui la recouvrent sont encore trop épais pour l'ouvrir. On panse les chancres à l'iodoforme.

10 *mars*. Malgré l'immobilité et les cataplasmes, la peau qui recouvre l'adénite s'est amincie et on fait la ponction qui donne 14 centimètres cubes de pus mêlé de sang mais bien lié. Mèche et cataplasmes.

11 *mars*. Issue assez abondante de pus épais et crémeux. Les bords de la piqûre sont légèrement ulcérés, ce qui peut faire craindre un bubon chancreux.

12 *mars*. Même état.

14 *mars*. La plaie d'entrée s'est encore un peu élargie. Compression.

16 *mars*. Il ne sort plus qu'un peu de sérosité.

25 *mars*. État toujours stationnaire. La plaie, ayant toujours le même aspect, ne s'est pourtant pas augmentée; on fait sur l'abdomen une inoculation avec une épingle.

27 *mars*. Pansement à l'iodoforme.

30 *mars*. Inoculation négative. L'iodoforme n'ayant produit aucun résultat, on se sert de la solution de nitrate d'argent en injection.

5 avril. Mieux sensible.
9 avril. Excat, guéri.

Résumé de l'observation. Adénite inguinale gauche non chancreuse, consécutive à un chancre mou du sillon balano-préputial et déterminée peut-être par un heurt violent. Ponction 21 jours après le début. Guérison 29 jours après la ponction, 50 jours après le début.

Observation XV. R... Emile, 24 ans, employé, entre à la salle Saint-Louis n° 43, pour une triple perforation du voile du palais d'origine syphilitique. Le malade a contracté la syphilis en 1873.

7 avril. Le lendemain de son entrée, le malade s'aperçoit d'une petite ulcération dans le sillon balano-préputial gauche. Pris au premier abord pour une syphilide ulcéreuse à cause de son indolence (l'écoulement du pus en révéla seul la présence au malade), cet accident est en réalité un chancre mou. Le dernier coït avait eu lieu 3 jours avant l'entrée, et le coït précédent remontait à 3 semaines. Le même soir, gonflement dans l'aine gauche.

11 avril. Le bubon devient douloureux et la peau rougit.

20 avril. Fluctuation bien nette. Ponction qui donne 12 centimètres cubes de pus bien lié. Mèche et cataplasmes. Inoculation au bras avec le pus du bubon.

21 avril. Expulsion d'une quantité de pus égale à celle de la veille et mêlée de sang.

25 avril. Inoculation positive. On la détruit. L'orifice de la ponction devient chancreux. Injection de solution de nitrate d'argent 1/30.

1er mai. Il se fait, au-dessus du point ouvert avec l'instrument et en dehors, une ouverture spontanée.

23 mai. Les deux plaies, qui n'ont jamais atteint une grande dimension, se rétrécissent de jour en jour. Compression légère.

27 mai. L'ouverture spontanée est guérie, la première est à peine visible.

1er juin. Guérison du bubon chancreux ; il y a plusieurs jours que le chancre est guéri.

Résumé de l'observation. Bubon chancreux gauche, causé par un chancre mou *unique* de la verge chez un syphilitique, et se produisant presque en même temps. Ponction du bubon 13 jours après le début. Ouverture spontanée 11 jours plus tard. Guérison sans cicatrice 44 jours après la ponction, 54 jours après le début.

Observation XVI. R... Henriette, 19 ans, fleuriste, entre à la salle Saint-Thomas, n° 25, le 27 mai 1880.

Antécédents. Réglée à 11 ans, pas d'enfants, pas de maladie vénérienne antérieure. A la fin d'avril, a eu à la fourchette une petite végétation qu'elle a écorchée puis cautérisée au nitrate d'argent, et qui a duré fort longtemps. Au commencement de mai, douleur à l'anus. Le 12 mai, après une marche forcée, gonflement et retentissement douloureux dans l'aine gauche.

Etat actuel, *29 mai.* A la fourchette, ulcération en réparation, impossible à définir. A l'anus, du côté du périnée, chancre mou en feuillet de livre (unique). Adénite fluctuante mais peu volumineuse à gauche. Le jour même, ponction qui donne 10 centimètres cubes de pus en grumeaux, mêlé de sérosité. Mèche et compression.

31 *mai*. Le pus qui sort du bubon est ichoreux et l'ouverture s'est ulcérée assez pour rendre la mèche inutile. Le bubon est certainement chancreux, aussi ne fait-on pas d'inoculation. Comme traitement, injections de nitrate d'argent 1/30.

9 *juin*. Amélioration, la plaie d'ouverture se rétrécit. Compression.

15 *juin*. Cicatrisation complète, la malade reste à l'hôpital pour le chancre de l'anus.

Résumé. Bubon chancreux inguinal gauche, causé par un chancre mou de l'anus et survenu 15 jours environ après lui. Ponction 17 jours après le début du bubon. Guérison 17 jours après la ponction, 34 jours après le début. Mèche et compression pendant 2 jours, puis injections de nitrate d'argent, et enfin compression. Cicatrice à peine visible au moment de la guérison et destinée certainement à disparaître entièrement.

Observation XVII. G... Maria, 23 ans, cuisinière, entre à la salle Saint-Thomas, n° 28, le 26 mai 1880.

Antécédents. Réglée à 18 ans, pas d'enfants. A eu la variole à 5 ans, c'est une bretonne. Est venue à Saint-Louis en 1878, pour végétations anales. Au commencement de 1879, a été soignée en ville pour des syphilides vulvaires et buccales accompagnées du cortège habituel, céphalée, roséole, alopécie, etc. Ces accidents ont duré 9 mois.

État actuel, 26 mai. Vaste adénite sous-maxillaire gauche, bien fluctuante, vraisemblablement syphilo-strumeuse, car aucune plaie buccale, de la face, de la tête ou du cou ne vient l'expliquer. Il y a un mois que l'adénite a commencé. Séance tenante, ponction qui donne, chiffre énorme, 55 centimètres cubes de pus peu épais mais homogène. Mèche, cataplasmes et traitement antisyphilitique. Le pus se reproduit chaque jour en quantité moindre mais pourtant encore considérable. On injecte alors de la teinture d'iode, diluée d'un tiers, dans la poche qui, à partir de ce moment, donne de moins en moins.

16 *juin*. Guérison complète.

Résumé de l'observation. Adénite sous-maxillaire gauche énorme. Ponction un mois après le début. Guérison sans cicatrice (1) 21 jours après la ponction, 50 jours environ après le début.

Observation XVIII. L... Augusta, 27 ans, mécanicienne, entre à la salle Saint-Thomas, n° 14, le 29 mai 1880.

Antécédents. Réglée à 13 ans 1/2, pas d'enfants. En 1874, soignée à Lourcine, où elle est restée six mois en deux fois, pour syphilides vulvaires et vaginite. En 1877, entre à Saint-Louis pour accidents semblables et y reste 15 jours.

État actuel, 31 mai. Femme blonde, pâle, lymphatique. Pas de rhumatisme antérieur. La malade présente sur les deux jambes des plaques disséminées d'érythème noueux, qui ont commencé à paraître au milieu de mai? Rien à la vulve, rien à l'anus. Elle porte de plus dans chaque aine une adénite. Celle de gauche a débuté il y a six semaines, vers le milieu d'avril, celle de droite au commencement de mai. L'adénite gauche est plus volumi-

---

(1) Cette femme, revue par nous le 3 juillet, ne portait qu'une cicatrice à peine visible et la suppuration ne s'était pas reproduite.

neuse que la droite, elle est fluctuante et toutes deux sont très douloureuses.
Le jour même, ponction de l'adénite gauche, 8 centimètres cubes de pus bien
lié. Mèche, cataplasme. Au bout de quelques jours, compression, pas de com-
plication. Sort guérie le 19 juin. L'adénite droite, qui n'a jamais été mani-
festement fluctuante, a guéri sans suppuration, sous l'influence du repos et
des cataplasmes.

Résumé de l'observation. Adénite inguinale double chez une lymphatique,
et déterminée probablement par la machine à coudre. La gauche seule suppure.
Ponction six semaines après le début. Guérison 19 jours après la ponction,
60 jours environ après le début.

Les 18 observations qui précèdent nous ont toutes été fournies par le
hasard de la consultation de Saint-Louis, et, sauf trois cas que nous n'a-
vons pas enregistrés : deux bubons chancreux, ouverts spontanément le
soir même de leur entrée et un bubon multiple strumeux, sorti de l'hôpital en plein cours de traitement, nous avons opéré indistinctement et sans
sélection tous les cas qui se sont présentés à nous, de février 1879 à mai
1880 (1).

Un de nos malades, celui de l'observation XII, ayant eu deux adénites,
nous avons pu appliquer 19 fois en tout la méthode de l'aspiration.

Or, ces 19 bubons peuvent se diviser ainsi :

12 consécutifs à des chancres mous { 6 chancreux (2).
{ 6 non chancreux (3).

2 syphilitiques ou syphilo-strumeux (4) dont 1 sous-maxillaire (5.)

2 consécutifs à la gale (6).

3 strumeux (7) ou tout au moins développés chez des strumeux et dont 1 était sous-maxillaire (8).

---

(1) Il ne faudrait pas conclure de ce petit nombre d'observations à la rareté des
bubons; mais ni l'hôpital Saint-Louis, ni surtout un service de clinique ne sont des-
tinés à recevoir ces affections qui ont leur place mieux marquée aux hôpitaux du
Midi et de Lourcine, quand elles proviennent de maladies vénériennes, ou dans un
service de chirurgie, quand elles sont d'origine strumeuse. Nous remercions donc une
fois de plus notre maître, M. le professeur Fournier, de son obligeance, et nous
prions également M. le Dr Besnier d'agréer nos remercîments pour l'observation qu'il
a bien voulu nous laisser prendre dans son service.
(2) *Voyez* Obs. III, IV, V, XIII, XV, XVI.
(3) *Voyez* Obs. I, II, VI, VIII, X, XIV.
(4) *Voyez* Obs. VII.
(5) *Voyez* Obs. XVII.
(6) *Voyez* Obs. XII.
(7) *Voyez* Obs. IX, XVIII.
(8) *Voyez* Obs. XI.

Laissant pour un instant de côté les deux adénites sous-maxillaires, occupons-nous d'abord des 17 bubons inguinaux.

Nous proposons de les diviser en deux catégories :

1° Bubons traumatiques et bubons non virulents (1) ;
2° Bubons virulents et bubons strumeux.

Voici sur quelles données nous nous appuyons pour établir cette distinction qui, au premier abord, peut paraître inexacte, puisque le bubon virulent a toujours pour origine le chancre, que l'on peut comparer à un traumatisme.

Un bubon consécutif à un chancre mou, mais dont le pus *n'est pas inoculable*, se comporte exactement de même qu'un bubon déterminé par une plaie quelconque, syphilitique ou autre, par un frottement, par une excoriation, en un mot par une irritation de quelque nature qu'elle soit qui détermine une lymphangite ; c'est enfin un bubon aigu, sans caractère propre qui puisse le distinguer des autres.

Le bubon virulent, au contraire, celui qu'on appelle aussi bubon d'absorption ou chancreux, tout en ne présentant aucun caractère objectif particulier (tant qu'il n'est pas ouvert), a, dès le début, une marche lente qui permet de le comparer au bubon strumeux. Une fois ouverts, on trouve encore dans la marche de l'un comme de l'autre des lenteurs, des temps d'arrêt, des reprises inflammatoires qui augmentent leur similitude. Leurs cicatrices elles-mêmes, quand on les a opérées par le bistouri, se ressemblent par plus d'un point ; par leur irrégularité, leur multiplicité et enfin par la dépression des tissus qui en est la conséquence fatale ; la grande dissemblance de ces bubons consiste en ce que le pus *est ou n'est pas inoculable*, et si le procédé que nous employons, en supprimant les cicatrices hideuses, diminue leur inconvénient le plus désagréable, il les laisse égaux quant à la durée du traitement. Cela n'a rien d'étonnant. En effet, dans le bubon aigu non virulent, le parenchyme a bien été le siège d'une inflammation, mais celle-ci a été courte et seulement suffisante pour servir de point de départ à une phlegmasie de voisinage ; dans beaucoup de cas même on serait tenté de nier cette inflammation du ou des ganglions et de rapporter aux vaisseaux lymphatiques, seuls enflammés, la collection purulente qui en est la suite, car, le pus une fois évacué, les tissus ne laissent souvent

---

(1) Le mot *traumatique* n'est ici employé par nous que conventionnellement et seulement pour définir un des genres de cette affection : celui qui ne reconnaissant pas pour origine la scrofule, est un simple abcès chaud dont le pus n'est pas inoculable. Nous n'ignorons pas que ce terme est impropre, et nous l'employons faute de mieux, en l'absence de classification nettement établie. En un mot, il représente pour nous l'idée d'un abcès ganglionnaire ou périganglionnaire consécutif à une lésion quelconque, brûlure, écorchure, plaies de toute nature, etc.

percevoir sous eux aucune induration. C'est donc à de simples abcès, à des *péri-adénites* qu'on a affaire dans ces cas-là, et non à des adénites vraies, à des ganglions suppurés. Dans le bubon virulent, au contraire, deux éléments distincts, deux coefficients viennent se réunir pour en faire une vraie adénite : d'une part, le traumatisme, de l'autre, les qualités nocives et particulières du pus qui, même sans phagédénisme, tendent à détruire, en les modifiant absolument, tous les tissus qu'ils touchent. De sorte que, comme cela se rencontre souvent dans les abcès strumeux, il y a d'abord une péri-adénite, laquelle est non seulement sus, mais souvent sous-ganglionnaire, et postérieurement une destruction complète du ganglion ; cela dans la majorité des cas, surtout quand on laisse les choses à elles-mêmes ou quand l'intervention n'est pas assez énergique pour combattre la force destructive du pus.

Ces distinctions étant, ce nous semble, suffisamment établies, il nous est permis de considérer comme simplement traumatiques 9 des bubons énumérés plus haut. Parmi eux, 6 étaient consécutifs à des chancres mous, 2 à un ecthyma de la verge, suite de gale, 1 à une syphilide anale irritée par le frottement. Ces 9 cas nous ont donné une moyenne de 11,5 jours pour la guérison complète à partir du jour de l'opération. Les extrêmes ont été de 5 et de 29 jours, résultat vraiment inespéré, car nos observations antérieures nous avaient donné une moyenne de 17 jours.

Dans la seconde catégorie nous trouvons 6 bubons chancreux et 2 bubons strumeux. Des 6 bubons chancreux 5 ont été inoculés et ont donné des résultats positifs, le 6e, celui de l'observation XVI, témoignait assez sa virulence par l'état de la plaie pour que l'inoculation ait été jugée superflue. Ces 8 bubons ont demandé en moyenne 37,3 journées pour arriver à la guérison depuis le jour de la ponction, les extrêmes ayant été de 17 et de 71 jours.

Cette différence énorme dans la durée du traitement 11, 5 et 37,3, plus du triple, vient à l'appui de notre opinion sur la nature de ces deux genres d'adénites, et les chiffres nous donneraient encore raison dans la comparaison entre les bubons chancreux et les bubons strumeux ou syphilo-strumeux. Si l'on considère les premiers seuls, la guérison s'obtient en 36,5 jours en moyenne, et pour les seconds la moyenne est de 40 jours, ce qui se ressemble beaucoup.

Mais ce n'est pas tout et nous trouvons de nouveaux arguments en faveur de la thèse que nous soutenons : 1° dans la durée totale de la maladie ; 2° dans l'époque où la ponction a été faite.

En effet, combien de temps ce que nous appelons des péri-adénites mettent-elles à guérir? 28,1 jour en moyenne ; et les autres, les adénites vraies, chancreuses ou strumeuses ? 64,8 jours.

Combien de temps après leur début a-t-on pu les ouvrir (1) ? 16.6 jours pour les premières, 27,5 jours pour les secondes.

Pour fixer les idées, nous allons établir le tableau de ces différentes moyennes.

	PERI-ADÉNITES.	ADÉNITES CHANCREUSES ET STRUMEUSES.
Journées de maladie avant la ponction...................................	16,6	27,5
Journées de maladie après la ponction...................................	11,5	37,3
Durée totale de la maladie.............	28,1	64,8

Mais alors quels seront donc les avantages de la méthode pour les bubons chancreux ?

Ils sont de plusieurs sortes.

L'aspiration permet :

1° Une fois le pus extrait par une ouverture insignifiante, de s'assurer de sa nature par l'inoculation ;

2° Le pus étant reconnu virulent, de combattre ses effets destructeurs par des injections de nitrate d'argent dans l'intérieur même du bubon, et souvent (voy. obs. III et IV) on empêche ainsi d'autres ouvertures de se faire. La solution qui nous a toujours le mieux réussi est celle-ci :

Azotate d'argent. . . . . 1 gramme.
Eau distillée . . . . 30 —

3° La plaie d'ouverture, quand bien même elle s'ulcérerait, n'est pas sujette à voir ses bords se renverser, les décollements, s'ils se produisent, ne se font pas à ciel ouvert, une compression légère en fait prompte justice et on n'a pas, comme dans l'ouverture par le bistouri, un ou plusieurs énormes chancres ;

4° Quelque lente que soit la guérison de ces accidents, si on compare le chiffre de leur moyenne à celui fourni par le bistouri, on ne peut hésiter à donner l'avantage au trocart aspirateur. En effet, il résulte d'une statistique publiée par nous, en 1874, que 8 bubons ouverts par le

(1) L'expérience nous a démontré que, pour la méthode de l'aspiration, le moment le plus favorable pour l'ouverture d'un bubon, quel qu'il fût, était celui où le pus était bien collecté et la peau légèrement amincie. C'est, par conséquent, cette époque pathologique qui sert de base à nos comparaisons.

bistouri avaient mis en moyenne 82 jours à guérir depuis le jour de l'opération, et encore, de ces 8 bubons, 5 n'étaient ni virulents ni strumeux : 82 jours pour les uns, 37,3 pour les autres, nous pensons que ces chiffres se passent de commentaires ;

5° Cicatrices insignifiantes même quand la ou les plaies s'ulcèrent.

Pour le bubon strumeux auquel, suivant nous, le mieux est de ne toucher que quand on ne peut pas faire autrement, nous reconnaissons que notre méthode n'offre qu'un seul avantage réel, c'est la cicatrice, qui, dans les plus mauvais cas, n'est jamais importante.

Nous avons cité (voy. obs. XI et XVII) deux cas d'adénites sous-maxillaires, l'une strumeuse, l'autre syphilo-strumeuse. Le ganglion a été expulsé dans ces deux cas et nous ferons remarquer en passant que les adénites de cette région ont, en général, une marche plus rapide que celle de la région cervicale ou de la région inguinale. En effet, elles ont mis l'une 19, l'autre 21 jours à guérir, et pourtant la dernière avait des dimensions énormes.

Résumons-nous.

A notre avis, les adénites suppurées, de quelque nature qu'elles soient et quelque soit leur origine, doivent être ouvertes par la méthode de l'aspiration (1).

On doit attendre pour les ouvrir que le pus soit bien collecté, que la fluctuation soit bien manifeste.

On est certain de guérir le malade avec des cicatrices presque invisibles ou du moins insignifiantes.

Enfin la durée de la maladie est, *dans tous les cas*, sans comparaison plus courte puisque 19 observations prises au hasard nous ont donné une moyenne de 24 journées environ depuis le jour de l'opération (2).

La méthode n'a qu'un seul inconvénient lequel ne doit pas compter pour le médecin et encore moins pour le malade, c'est d'exiger une surveillance et des soins quotidiens.

---

(1) Nous renvoyons pour le procédé opératoire à notre étude sur les adénites inguinales (Paris, Delahaye, 1874), et nous recommandons plus que jamais l'emploi du trocart de Castiaux dont la pointe cachée ne blesse pas le malade.

(2) Les moyennes obtenues par nous, dans les observations prises à Saint-Lazare étaient un peu plus élevées pour les péri-adénites, et nous croyons que la cause doit en être rapportée tant à la négligence des malades qu'aux soins insuffisants qu'elles recevaient. Mais le résultat total est presque identique, puisque nous avions trouvé alors 23 journées de maladie et que les observations de Saint-Louis nous ont donné un peu moins de 24 journées.

Soc. d'imp. Paul DUPONT, Paris, 41, rue J.-J. Rousseau. (Cl.) 133.4.81.